AF383773

TRAITEMENT

DE CERTAINES

AFFECTIONS CHIRURGICALES

DU MEMBRE SUPÉRIEUR

PAR

LES BAINS ANTISEPTIQUES PROLONGÉS

PAR

A. JANNIN

Docteur en médecine de la Faculté de Paris,
Ancien externe des hôpitaux de Paris.

———

PARIS

A. PARENT, IMPRIMEUR DE LA FACULTÉ DE MÉDECINE

A. DAVY, successeur

31, RUE MONSIEUR-LE-PRINCE, 31

—

1883

TRAITEMENT

DE CERTAINES

AFFECTIONS CHIRURGICALES

DU MEMBRE SUPÉRIEUR

PAR

LES BAINS ANTISEPTIQUES PROLONGÉS

PAR

A. JANNIN

Docteur en médecine de la Faculté de Paris,
Ancien externe des hôpitaux de Paris.

—◇—

PARIS

A. PARENT, IMPRIMEUR DE LA FACULTÉ DE MÉDECINE
A. DAVY, successeur
31, RUE MONSIEUR-LE-PRINCE, 31
—
1883

A LA MÉMOIRE DE MON PÈRE

A MA MÈRE

A MON FRÈRE

A MES SŒURS

A MES PARENTS

A MES AMIS

M. LE PROFESSEUR VERNEUIL

Membre de l'Académie de médecine,
Chirurgien de la Pitié.
Officier de la Légion d'honneur.

DU TRAITEMENT

DE

CERTAINES AFFECTIONS CHIRURGICALES

DU

MEMBRE SUPÉRIEUR

PAR LES BAINS ANTISEPTIQUES PROLONGÉS

———

AVANT-PROPOS.

En entreprenant ce travail, dont l'idée nous a été suggérée par notre maître M. le professeur Berger, nous n'avons pas pour but de proposer un traite-- ment nouveau pour les plaies, contusions et affec- tions inflammatoires du membre supérieur; nous n'avons pas non plus l'intention de le proposer comme unique moyen de guérison, dans tous les cas qui peuvent se présenter ; nous avons surtout en vue de montrer quelques résultats obtenus par un traitement aussi simple, et nous serions heureux si nous parvenions à faire voir le contraste qui existe entre la simplicité de ce traitement et la gravité des cas dans lesquels il semble le mieux réussir.

Qu'il nous soit permis, avant de commencer, d'adresser à nos maîtres, dans les hôpitaux, l'expression de notre reconnaissance pour la bienveillance qu'ils nous ont toujours témoignée, et en particulier à M. le Dr Féréol pour les services qu'il nous a rendus dans de tristes circonstances que nous ne pouvons rappeler ici.

Nous manquerions encore à notre devoir si nous ne remercions M. le professeur Verneuil du gracieux empressement qu'il a mis à nous fournir les documents nécessaires à l'achèvement de cette thèse et de l'honneur qu'il veut bien nous faire en en acceptant la présidence.

CHAPITRE PREMIER.

HISTORIQUE

Il n'y a pas longtemps qu'a été émise l'idée de plonger une plaie dans un liquide, pour chercher à éviter les redoutables accdents qui surviennent souvent pendant le cours de la cicatrisation.

Valette (de Lyon), vers 1850, traitait ses amputés en plongeant leur moignon dans l'eau. A cette époque, les chirurgiens avaient encore des idées bien différentes sur la pathogénie de la septicémie. Les accidents septicémiques étaient confondus avec ceux de l'infection purulente.

Velpeau hésitait à se prononcer sur leur nature ; Sédillot, plus affirmatif, proclamait que les accidents, survenant dans le cours du traitement des grands traumatismes, étaient dus à la résorption du pus dans l'organisme. D'autres chirurgiens mettaient les accidents sur le compte de l'irritation produite par les objets de pansement ; d'autres, sur le compte de la douleur ; d'autres, les attribuaient au contact de l'air sur la plaie, etc.

C'est à ce moment que Valette crut qu'il pourrait peut-être obtenir de meilleurs résultats en plongeant les moignons de ses amputés dans l'eau. Par l'eau froide, disait-il, vous calmez la douleur ; en entourant d'un liquide l'extrémité d'un membre amputé, vous le soustrayez à l'action de l'air, aux causes d'irritation venant des pièces d'un pansement quel qu'il soit et quelque soigné qu'il puisse être ; enfin vous permettez au pus de s'écouler librement, vous l'empêchez d'être résorbé, et par cela même d'infecter l'économie du malade.

Ces idées furent très clairement développées dans la thèse inaugurale du Dr Pupier : « D'un traitement consécutif spécial des amputations comme moyen d'obvier aux accidents des grandes plaies » (Paris, février 1855). Presque au début de cet ouvrage, je remarque cette phrase : « Chercher à obtenir une cicatrisation à l'abri du contact de l'air, c'est continuer la longue série des travaux qui ont eu cette donnée vraie pour objet ; ainsi se trouve justifiée l'indication du traitement que nous aurons à faire connaître. »

On peut voir, par cette phrase, que le traitement proposé par M. Pupier est inspiré par une idée toute autre que celle qui amena M. Verneuil à se servir des bains antiseptiques. L'un n'a qu'un but : soustraire la plaie au contact de l'air, l'autre cherche à neutraliser les effets d'un poison qui infecterait l'économie tout entière si on l'y laissait pénétrer.

Quoi qu'il en soit, dès 1855, M. Pupier publiait une série de huit observations de succès dans des cas graves, succès obtenus par la méthode du bain continu. Mais, après avoir lu ces observations, je demeure convaincu que ces succès ne sont pas dus à la simple immersion des moignons. Je lis, en effet, que Valette ne se servait pas d'eau simple ; il employait des mélanges d'eau de Pagliari et d'eau glacée, d'eau simple et de créosote ; des solutions très étendues de perchlorure de fer, de l'eau alcoolisée. Il ajoute même que c'est avec le perchlorure de fer qu'il obtint les meilleurs résultats, et qu'il ne reconnaissait qu'un inconvénient à cet agent, celui de tacher le linge. Dans les huit observations publiées, la guérison fut obtenue toutes les fois, sans complications, avec peu de douleur, un état général calme, et de plus, la cicatrisation marcha dans tous les cas avec rapidité, une fois qu'on eut supprimé l'immersion pour la remplacer par un pansement simple.

Mais, en ajoutant à l'eau les substances énumérées plus haut, Valette n'avait-il pas là un véritable bain antiseptique et ne doit-on pas mettre ses succès sur le compte de la méthode antiseptique qu'il employait sans s'en douter et surtout sans en comprendre la valeur. Je ne doute pas, pour mon compte, que ce ne soit là la véritable raison de l'heureuse série de M. Valette.

Après lui, ce mode de traitement qu'il s'est efforcé d'introduire dans la pratique courante, tomba dans l'oubli ; c'est en vain qu'on recherche des traces de son emploi, et il faut arriver aux travaux de Lister pour trouver de nouveaux moyens d'empêcher les complications des plaies accidentelles ou chirurgicales.

A la théorie de Valette, qui ne songeait qu'à soustraire les plaies à l'influence nocive de l'air, Lister substitua cette théorie, qu'il prouva par des expériences, à savoir que les phénomènes de décomposition du pus et des liquides organiques ne sont pas dus à l'air lui-même, mais aux germes qu'il tient en suspension. Comme preuve, il montra que la décomposition n'avait pas lieu quand on ne laissait arriver au contact des liquides que de l'air pur ou filtré. Il démontra aussi que la décomposition ne se produisait pas quand on ajoutait aux liquides en expérience une solution antiseptique.

Partant de cette idée que le mauvais état d'une plaie est toujours la conséquence de la décomposition putride des produits secrétés par cette plaie, que cette décomposition est due aux germes contenus dans l'air ambiant, il se proposa, par un pansement approprié, de détruire ces germes et de rendre les accidents impossibles. Son pansement ne consiste donc pas dans le simple emploi d'une substance antiseptique, ce n'est pas seulement un pansement désinfectant, c'est un traitement qui a pour but d'empêcher la décomposition putride de se déclarer dans la plaie.

Je n'ai pas à décrire ici ce pansement si répandu aujourd'hui que nul médecin n'a droit de l'ignorer, ce serait, du reste, sortir du cadre de cette étude.

J'arrive maintenant aux travaux de M. le professeur Verneuil.

Dès l'année 1870, cet éminent professeur publiait des observations de succès dans des cas désespérés qu'il traita par le bain antiseptique continu. Dans cette médication, il s'appliqua, non plus à soustraire simplement les parties lésées au contact de l'air, mais il ajouta, en s'appuyant sur les idées nouvelles relatives à la pathogénie des accidents septicémiques, il ajouta, dis-je, des substances antiseptiques à l'eau du bain pour neutraliser les effets du poison qui, résorbé, donnerait certainement lieu aux accidents septicémiques ou pyohémiques que l'on redoutait tant.

On se demandera peut-être pourquoi, ayant à sa disposition le pansement de Lister, M. Verneuil cherchait, dans cette médication nouvelle, des résultats que Lister prétend obtenir infailliblement avec son pansement fait avec toutes les précautions qu'il a indiquées.

En voici, je crois, la raison. Personne ne peut nier actuellement la révolution que la méthode antiseptique a apportée dans la pratique chirurgicale journalière ; mais à côté des avantages immenses et des résultats indéniables que cette méthode a donnés, il se trouve des cas où elle reste impuissante à enrayer les accidents qu'entraîne la résorption du pus.

Pendant l'année que j'ai passée à l'hôpital Lariboisière, dans le service de M. le professeur Panas,

je lui ai souvent entendu exprimer cette idée que
le pansement de Lister réussissait toujours quand
on l'appliquait sur une plaie récente et non encore
infectée, tandis qu'au contraire, si on vient à pratiquer le Lister sur une plaie qui a déjà donné lieu à
des débuts d'accidents de septicémie ou de pyohémie, on pourra peut-être encore obtenir momentanément une amélioration locale, mais il sera excessivement rare d'arriver à arrêter et à guérir les accidents généraux.

C'est dans ces cas, croyons-nous, que le bain
antiseptique continu ou prolongé trouvera sa prin-
cipale indication, et donnera ses meilleurs résultats.

Les observations qui suivent, et en particulier les
deux premières empruntées au mémoire de M. Verneuil, montrent, je dirai même démontrent, d'une
façon positive, qu'avec un état local très grave,
qu'avec des symptômes généraux non moins alar-
mants, le chirurgien qui aura recours aux bains
antiseptiques pourra ne pas désespérer, non seulement de la vie de son malade, mais encore de la
conservation du membre dans de bonnes conditions.

Il est donc bien loin de ma pensée de prétendre
qu'on doive substituer dans tous les cas, légers ou
graves qui peuvent se présenter, le bain antiseptique au pansement de Lister, ou même à des pansements plus simples journellement employés. J'ai
seulement l'intention de montrer qu'il y a des cas
où cette médication rendra des services qu'on ne
pourra demander à une autre pratique.

CHAPITRE II.

Avant de dire dans quelles circonstances, il sera bon de recourir aux bains antiseptiques, je dois faire voir pourquoi ce traitement convient surtout aux accidents du membre supérieur.

Il y a une douzaine d'années, M. le professeur Verneuil l'employa dans son service aussi bien pour le membre inférieur que pour le supérieur. Il a même publié dans les bulletins de la Société anatomique de 1870, t. XLV, p. 483, deux observations relatives à l'application des bains pour la jambe. L'une de ces observations a trait à une amputation sus-malléolaire de cause pathologique. En voici du reste le résumé succinct (1).

« L'amputation avait été faite par la méthode à deux lambeaux, antérieur et postérieur, rapprochés par des bandelettes de diachylon. La jambe était maintenue dans la demi-flexion par un appareil en gutta-percha. Des cordons fixés aux tringles supérieures du lit tenaient le membre suspendu à la hauteur voulue et permettaient de faire tremper la jambe plus ou moins haut. Le liquide renouvelé toutes les vingt-quatre heures contenait seulement un douzième de liqueur de Labarraque. La guérison

(1) Arch. gén. de médecine, 1879, vol. II.

eut lieu, mais elle se fit attendre assez longtemps (trois semaines). Il n'y eut aucun accident. »

On voit, par ce résumé, que l'on est obligé d'avoir recours à un appareil de suspension, et s'il est encore relativement facile de se le procurer à l'hôpital, on comprend combien il serait embarrassant de le réaliser à la campagne. On pourrait, à la rigueur, ordonner au malade de laisser pendre sa jambe hors de son lit et placer un vase à la hauteur voulue pour que l'extrémité inférieure soit baignée. Mais, dans ce cas, le malade serait condamné à une immobilité absolue, et s'il faisait un mouvement, sa jambe, qu'il ne pourrait diriger convenablement, le reste du corps étant dans la position horizontale, viendrait frapper les parois du vase. On remarque sans peine toutes les difficultés que cette pratique entraînerait avec elle.

Il y a encore un autre inconvénient sérieux. Pour parvenir à immerger l'extrémité inférieure de la jambe, il faut forcément que cette partie du corps soit plus basse que le tronc, et alors cette position, qui va placer le membre dans une situation qui se rapprochera de la verticale, va gêner la circulation veineuse, et l'on aura peut être plus d'inconvénients qu'on ne retirera d'avantages.

Ajoutons aussi que le blessé se trouvera, dans tous les cas, dans une situation fatigante.

Toutes ces raisons font donc que, partout où j'ai vu employer le bain antiseptique, on a renoncé à

en user dans les blessures accidentelles ou chirurgicales du membre inférieur.

Mais s'il est difficile d'employer les bains antiseptiques continus, ou même prolongés, dans les accidents de la jambe et du pied, il est, au contraire-
excessivement commode de l'utiliser quand il s'agit
des affections de la main, du poignet, de l'avant-
bras et du coude.

Le malade peut prendre ses bains sans fatigue
dans son lit ou debout. S'il est obligé de garder le
lit, il suffira de lui élever la tête et la partie supérieure du tronc pour que son bras tombe naturelle-
ment dans le bassin qui contient le liquide antiseptique, et cela sans la moindre gêne, sans la moindre
atigue pour lui. Si le malade est levé, on le fera
asseoir dans un fauteuil, on fixera à côté du bras
ou au bras même de ce fauteuil, à la hauteur voulue,
la baignoire remplie de la solution antiseptique. Le
malade ne sera, dans ce cas encore, nullement gêné,
puisque son bras reposera au fond du bassin dans
une position toute naturelle.

Pendant l'intervalle des bains, pendant la nuit,
on se contente d'envelopper la plaie avec des compresses trempées dans le liquide du bain et l'on en-
toure le tout d'une toile imperméable afin d'empêcher la dessiccation trop rapide du pansement

Les chirurgiens qui ont déjà employé ce traite,
ment ne se sont pas toujours servis du même liquide.
On a d'abord utilisé les propriétés antiseptiques du
chlore en se servant d'eau additionnée de liqueur

de Labarraque ; mais il y a des malades pour qui
l'odeur du chlore est insupportable et qui, malgré
toute leur bonne volonté, ne peuvent la tolérer ; on
peut alors, dans ces cas, remplacer cette solution
par de l'eau phéniquée, de l'eau alcoolisée, par une
solution de chloral, etc. Aujourd'hui, la solution la
plus employée est la solution phéniquée.

Quant à la quantité de substance antiseptique qui
doit être mise dans le liquide, il n'y a pas de règles
fixes. Les doses doivent varier suivant les cas et
suivant les effets que l'on veut obtenir. Générale-
ment, MM. les professeurs Verneuil et Berger se ser-
vent de liquides contenant un, un et demi ou deux
pour cent d'acide phénique. C'est là le titre des
bains qui ont été employés dans les observations que
je rapporte plus loin. Cela prouve qu'avec cette solution on peut obtenir tous les résultats que fournit
le bain antiseptique.

Pour ce qui est de la température à donner au
bain, le meilleur sera, je crois, de la régler de telle
sorte que le malade, en y plongeant son bras, n'é-
prouve aucune sensation de chaleur ni de froid. Cette
absence complète de sensation procure souvent, et
cela presque immédiatement, aux blessés un senti-
ment de bien-être qui serait certainement remplacé
par des douleurs ou du malaise si le liquide du bain
n'était pas en équilibre de température avec le
membre malade.

Il n'y a pas, non plus, de règles fixes relatives au
nombre et à la durée des bains. Ces deux choses

seront encore entièrement subordonnées aux circonstances particulières qui se présenteront. Alors que
l'on commençait à se servir de cette médication, on
laissait jour et nuit la plaie dans le liquide. Depuis,
on a reconnu, et c'est l'expérience seule qui l'a
prouvé, que l'immersion permanente n'était pas nécessaire au succès, et qu'on obtenait d'aussi bons
résultats en donnant des bains prolongés pendant
deux ou trois heures chacun et répétés deux ou trois
fois dans la journée. Je crois aussi, et c'est une opinion que j'emprunte à mon maître, M. le professeur
Berger, que dans des cas très graves, quand on re-
doute immédiatement des accidents généraux violents, il est plus prudent de laisser le membre toute
la journée dans le bain et de ne le retirer que la
nuit, tant que ces craintes subsistent. On diminue
ensuite progressivement et la durée des bains et
leur nombre au fur et à mesure que l'amélioration
s'accentue. C'est du reste ce qui fut fait dans le cas
qui fait l'objet de l'observation V, que j'ai prise
dans le service de M. Berger. C'est peut-être un
excès de prudence, mais quand cette prudence ne
coûte rien au malade, ni fatigue, ni douleur, je crois
qu'on ne doit pas hésiter à en user.

Souvent, en sortant du liquide, la plaie présente
un aspect blanchâtre ; elle est décolorée. Il ne faudra
ni s'en étonner, ni s'en inquiéter. Quelque temps à
peine après sa sortie du bain, tous ces signes s'effa-
cent, et la plaie présente les meilleures apparences ;
elle reprend sa coloration normale et les bourgeon-

nements de ses bords montrent par l'ensemble de
leurs caractères que nul pansement ne pourrait faire
obtenir de meilleurs résultats.

Je dois ajouter encore que, en général, les plaies
ainsi traitées ne donnent jamais lieu qu'à une sécré-
tion modérée de pus ; que ce pus n'a ordinairement
pas de mauvaise odeur, et qu'il présente presque
toujours les caractères du pus louable.

Je ne dois pas oublier de dire que pour obtenir de
bons résultats par ce traitement, il faut avoir bien
soin de faire en sorte que toutes les parties de la
plaie soient arrosées par le liquide antiseptique ; qu'il
faut veiller attentivement à ce qu'il puisse pénétrer
dans toutes les anfractuosités et baigner toutes les
surfaces pathologiques. Si, en effet, un seul clapier
venait à se former et réussissait à se soustraire à ce
lavage continu, il suffirait à lui seul pour annuler
tous les effets du traitement et les bains seraient,
dans ces cas, impuissants à prévenir et à arrêter le
développement des accidents.

CHAPITRE III.

Après avoir montré ce que c'est qu'un bain antiseptique, et comment on l'emploie, je dois aborder
maintenant la question de ses indications et de ses
contre-indications.

J'ai, en effet, dit, au commencement de ce travail,
que le traitement que je cherchais à mettre en lu-
mière n'était pas une panacée universelle contre
toutes les affections chirurgicales de la main et de
l'avant-bras; et je tiens à répéter ici que s'il y a des
cas bien nettement déterminés où il convient d'en
user sans hésitation, il y en a d'autres aussi où ce
serait un tort d'y recourir.

Dans quelles circonstances donc devra-t-on ou ne
devra-t-on pas employer les bains antiseptiques?

Il y a là, je crois, des indications précises dont il
faudra toujours tenir compte.

D'abord, toutes les fois qu'on aura à traiter une
plaie simple, sans lésions articulaires, sans complications présentes ou futures certaines; quand, en
un mot, il n'y aura ni phénomènes locaux, ni symptômes généraux à prévenir, il sera de l'intérêt du
malade de recourir à une médication aussi simple
que possible, et les pansements que l'on emploie
couramment aujourd'hui (pansements phéniqués, à

l'alcool simple, à l'alcool camphré, au chloral, etc.),
aideront certainement à la guérison tout autant et
même plus que les bains antiseptiques qui n'amè-
nent peut-être pas une cicatrisation aussi rapide.

D'autre fois on aura affaire à des blessés qui auront
des lésions d'une gravité telle, que la conservation
du membre sera impossible. Dans ces cas-là, quand
le malade se trouvera dans de bonnes conditions de
résistance, quand le traumatisme sera récent, quand
la plaie n'aura pas encore eu le temps d'être infectée,
on devra, je crois, faire l'amputation ou la désarti-
culation suivant les circonstances. On adoptera ensuite celui des pansements antiseptiques que l'on
croira préférable. On devra encore agir ainsi dans
les opérations de cause pathologique. Dans ces circonstances, en effet, une opération pratiquée dans
de bonnes conditions et convenablement traitée ensuite n'a pas besoin, pour réussir, de l'aide du bain
antiseptique qui ne pourrait que prolonger de quelque temps la durée du traitement. La cicatrisation
se fait rapidement d'elle-même; tandis qu'en plongeant le moignon dans un liquide, fût-il même antiseptique, on ne pourrait guère espérer une cicatrisation définitive avant deux, trois ou quatre semaines.

Examinons donc maintenant quelles sont les conditions nécessaires pour qu'on puisse user avec fruit
des bains prolongés.

Pour les bien déterminer, nous allons nous re-
porter aux observations qui suivent, et nous dirons

ensuite quelques mots des autres cas dans lesquels ils peuvent être utiles.

Dans l'observation I, une femme s'est coupée avec un instrument tranchant propre. Elle s'en préoccupe à peine, et dès le lendemain se développent tous les symptômes d'un phlegmon diffus. Les incisions échouent; on donne des bains antiseptiques, la malade guérit. Au lieu de cette médication on aurait appliqué le lendemain n'importe quel autre pansement, on aurait probablement échoué, car, je le répète, si un pansement antiseptique bien fait prévient les complications, il est impuissant lorsque les symptômes généraux ont fait leur apparition, il est alors trop tard pour lui demander une guérison certaine.

Dans l'observation II, il s'agit d'un garçon boucher, jeune et vigoureux. Il s'est fait une petite blessure à laquelle il ne fait même pas attention. Au bout de quelques jours, il est pris de douleurs, de frissons, de fièvre. Il présente tous les signes d'un début d'infection purulente. Il est traité par les bains antiseptiques, et tous ces symptômes si graves s'évanouissent peu à peu. Ici encore, il serait difficile de croire que nos pansements ordinaires, que le pansement de Lister ou celui de M. Alph. Guérin auraient suffi pour faire disparaître la congestion pulmonaire ainsi que la fièvre et tous les autres redoutables accidents de la pyohémie.

Dans l'observation III nous avons affaire à un panaris gangreneux des plus graves; la vie de la malade est véritablement compromise et les médecins qui la soignent portent le pronostic le plus sérieux jusqu'au moment ou l'intervention des bains prolongés, unis cette fois, il est vrai, à la cautérisation au thermo-cautère, vint faire changer du tout au tout la face des choses.

Dans l'observation IV, nous avons un malade qui a un commencement de phlegmon diffus de la main et du bras à la suite de l'écrasement d'un doigt. Sous l'influence des bains, les progrès du phlegmon diffus s'arrêtent ; il se limite à la paume de la main ; on l'incise, on continue les bains et la guérison a lieu.

Enfin, dans l'observation V, on voit un blessé qui arrive avec des lésions telles, qu'on a posé la question de l'amputation immédiate, et auquel, malgré le délabrement de la plaie, on parvient à conserver une main qui fonctionnera aussi bien qu'avant son accident.

Voici donc des cas où il est bien évident que le bain antiseptique prolongé a donné de merveilleux résultats. Dans des cas analogues, il sera donc indiqué de suivre cette méthode.

Mais ce ne sont pas les seuls. Il en est d'autres encore. Tout le monde connaît la gravité des morsures de cheval, de ces plaies contuses accompagnées de décollements et de délabrements considérables. Combien de fois, malgré tout le dévouement du chirurgien, malgré les soins les plus minutieux apportés au pansement, combien de fois, dis-je, dans ces cas la terminaison a-t-elle été funeste? Eh bien, si la partie atteinte peut être facilement immergée, si l'application du bain antiseptique est possible, le pronostic changera, et au bout de quelques jours le blessé sera certainement à l'abri des accidents qui en ont tant emporté. On a pu voir, du reste, un exemple de ce cas ces jours derniers dans le service de M. le professeur Verneuil.

Il y a encore d'autres genres de blessures qui seront justiciables du bain prolongé antiseptique, et qui retireront les plus grands profits de son emploi. Je veux parler des plaies par armes à feu; et, en ajoutant cette catégorie de traumatismes à ceux que je viens de citer, je n'émets pas une opinion *a priori* et sans preuves. Ces cas comptent déjà leurs succès : dès 1870, en effet, pendant la guerre et la Commune de Paris, M. le professeur Verneuil sauvait, par ce traitement, un blessé dont la main avait été broyée par un éclat d'obus ; il était aussi heureux en traitant de même une fracture comminutive du carpe, fracture due à une balle qui l'avait traversé de part en part. Le même traitement appliqué à une fracture du coude par arme à feu lui donnait un succès aussi éclatant.

Tels sont donc les cas où l'on pourra recourir, sans hésitation, au bain antiseptique prolongé, et dans ces circonstances ou dans des circonstances analogues on en obtiendra toujours des effets merveilleux, s'il est permis de s'exprimer ainsi.

Avant de terminer ce chapitre des indications, je

dois dire quelques mots de certains faits qui, au premier abord, sembleraient contredire tout ce qui
précède. On ordonne les bains antiseptiques prolongés à un blessé qui semble satisfaire aux conditions précédentes, et la douleur subsiste malgré le
traitement. Ces cas doivent éveiller l'attention et l'on
doit diriger ses recherches d'un autre côté; il y a
certainement là une cause de douleur qui a échappé
à un premier examen.

Le malade est-il syphilitique, rhumatisant, gout-
teux? A-t-il eu des fièvres intermittentes, des névral-
gies, etc.? Toutes ces questions doivent être soule-
vées et examinées avec le plus grand soin. Alors,
dans les cas d'insuccès apparent de la médication
par les bains antiseptiques prolongés, on arrivera
presque toujours, j'ose même dire toujours, à recon-
naître que l'on n'a affaire qu'à de faux insuccès. En
traitant la cause, on guérira le malade, et l'on ne
mettra pas sur le compte du traitement l'échec momentané que l'on aura éprouvé. On ne peut pas, en
effet, demander à un traitement chirurgical de guérir une affection toute médicale; il serait aussi dé-
raisonnable de demander aux bains antiseptiques de
guérir une attaque de goutte, de rhumatisme, ou un
accès de fièvre intermittente, que de demander à un
médicament quelconque de guérir un malade d'une
fracture ou d'une luxation.

Voici un exemple d'un de ces cas :

Le nommé B..., âgé de 32 ans, tonnelier, entre le

16 décembre 1882 à l'hôpital de la Pitié, salle Michon, lit n° 39, dans le service de M. le professeur Verneuil.

Ce malade a un panaris de la phalange supérieure du médius de la main droite. Ce panaris est venu à la suite d'une écorchure qu'il s'est faite en s'enserrant le doigt entre deux barriques de vin. Il ne s'occupa nullement de son écorchure, qui guérit du reste en deux ou trois jours. Mais, huit jours après son léger accident, il s'aperçut du début de son panaris; c'était un samedi.

Le mardi suivant il vint à la consultation. Là on lui fit une grande incision comprenant toute la hauteur de la première phalange, empiétant de 1 centimètre sur la seconde phalange et remontant de 2 centimètres sur la paume de la main. Il est soulagé momentanément, mais pris de frissons, de fièvre; les douleurs étant revenues, il se présente le samedi suivant 16 décembre à l'hôpital, où on le reçoit. Ce jour-là on se contente de lui envelopper la main avec des cataplasmes.

Le dimanche 17, le malade, examiné avec soin, présente les symptômes suivants : l'état local n'offre rien de particulièrement grave, la plaie n'est pas en trop mauvais état, mais le malade dit qu'à certains moments il a des douleurs très vives dans la main, depuis l'extrémité du doigt jusqu'au poignet. La main est légèrement gonflée. Les ganglions axillaires sont engorgés, mais ceux du coude ne le sont pas, et on ne voit aucune trace de lymphangite.

L'état général est moins satisfaisant; il y a de la fièvre, l'appétit est nul, le malade est agité la nuit.

On prescrivit deux bains d'eau phéniquée de une heure et demie ou deux heures chaque, un le matin, un le soir. La douleur fut à peine calmée, et l'état général resta le même.

Le lendemain 18 décembre, devant la persistance des symptômes douloureux, en présence de l'empâtement de la main, on croit à la possibilité d'un abcès profond, et l'on fait une incision en conséquence. C'est à peine s'il sortit quelques gouttes de sang; quant au pus, il n'y en avait pas trace. Ce résultat surprit un peu, mais on n'en continua pas moins les bains.

Le mardi 19, le traitement n'avait produit aucun résultat, l'état local est toujours bon, mais les douleurs sont toujours aussi vives, et la fièvre persiste. En présence de cette situation, M. Verneuil soupçonne qu'il y a une cause autre que le panaris qui entretient la fièvre et la douleur. Il fait administrer au malade du sulfate de quinine, et le lendemain il apprend que la fièvre a cessé, que les douleurs ont été bien moins vives, que la nuit a été bonne. De plus, en pressant le malade de questions, on finit par lui faire avouer (ce qu'il n'avait pas fait jusque-là) que ses douleurs revenaient par crises, et que ces crises se reproduisaient tous les jours et à peu près aux mêmes heures.

On continue à donner du sulfate de quinine les jours suivants. Les douleurs ne revinrent plus, et aujourd'hui dimanche, on supprime les bains et le sulfate de quinine; cet homme est guéri.

On avait donc affaire ici à un panaris compliqué de douleurs qui n'avaient rien à espérer des bains antiseptiques, qui ne se sont pas mieux trouvées de l'incision, et qui n'étaient en aucune raison justiciables d'un traitement chirurgical.

CHAPITRE IV.

Plaie du doigt. Phlegmon diffus de la main et de l'avant-bras.
Bains antiseptiques prolongés. Guérison.

Marie G..., 23 ans, grande, bien constituée, d'une
bonne santé habituelle, entrée à la Pitié, salle Saint-
Augustin, n° 6, le 19 février 1878.

Depuis quatre ans à Paris, fut d'abord femme de
chambre, et conserva les mains en bon état. Mais
depuis le 4 mai elle exerce la profession de fruitière,
qui l'expose à avoir les mains continuellement mouil-
lées, d'où des engelures et des gerçures profondes.
Elle habite aux environs de Paris un pays très
salubre.

Il y a six semaines, en dépouillant un lapin, elle
se coupa à la partie antérieure de l'index gauche,
assez profondément pour que le tendon fléchisseur
fût visible au fond de la plaie. Le lapin était fraîche-
ment tué, et le couteau, venant d'être repassé et
n'ayant pas encore servi, était absolument propre.
Elle se contenta d'appliquer une petite bande autour
de son doigt, et continua son travail. Peut-être dans

(1) Prise dans le mémoire de M. Verneuil sur le bain antiseptique.
Archives de médecine 1879, t. II, p. 17.

la journée toucha-t-elle des substances septiques ;
peut-être l'usage du doigt suffit-il pour irriter la
plaie. Toujours est-il que le lendemain une inflammation très vive se déclara et envahit tout l'index.
Quarante-huit heures après l'accident, le gonflement
était considérable ; le médecin ordinaire pratiqua sur
la face dorsale du doigt deux incisions qui ne fourni-
rent que du sang, mais qui calmèrent momentanément les douleurs ; celles-ci reparurent bientôt, et
le lendemain matin on fit une nouvelle incision sur
la face palmaire.

Le mal ne fut point arrêté ; l'inflammation et
le gonflement envahirent successivement toute la
paume de la main et la région du poignet ; on les
poursuivit par des incisions multiples et par le pas-
sage de plusieurs drains, mais on ne parvint qu'à
faire cesser les souffrances, sans modifier favorable-
ment l'affection locale et sans empêcher l'altération
progressive de la santé générale.

Reconnaissant l'impuissance de ses efforts, le
médecin m'envoya sa malade.

Voici ce que je constatai le 20 février au matin :
main très gonflée dans les régions carpienne et métacarpienne ; plusieurs plaies d'assez mauvais aspect
sur les faces dorsale et palmaire provenant des incisions multiples antérieurement pratiquées ; malgré
cinq ou six drains qui sillonnent en diverses direc-
tions toute la région malade, la pression fait sortir
comme d'une éponge une grande quantité de pus à
odeur fade. Les articulations de l'index sont ou-

vertes, et les tendons sont en partie exfoliés. Les autres doigts sont tuméfiés et d'un rouge livide, comme toute la peau, entre les orifices purulents. Le poignet et le quart inférieur de l'avant-bras sont également le siège d'une induration prononcée. Tous les mouvements actifs ou passifs sont abolis. En revanche, on peut presser en tous sens cette masse morbide sans provoquer trop la douleur. Le travail phlegmasique aigu est donc dissipé.

L'état général est mauvais ; facies altéré ; forces anéanties, amaigrissement considérable ; appétit nul depuis longtemps et répugnance extrême à prendre des aliments ; langue chargée ; soif vive ; constipation ; fièvre continue avec recrudescence le soir. La veille, à 4 heures, le thermomètre marquait 40,1 ; ce matin, il reste à 38,5.

Analysant avec soin la marche antérieure et les caractères actuels de ce fait, tenant compte surtout de l'absence de douleurs et de la température comparée du matin et du soir, j'arrivai à conclure qu'il s'agissait d'une affection jadis inflammatoire, aujourd'hui essentiellement septique ; que, malgré le drainage permettant en apparence un écoulement facile du pus, celui-ci séjournait dans les anfractuosités de la plaie et s'y altérait, et qu'il fallait donc promptement s'occuper de la désinfection du foyer purulent.

Dans la note qu'il m'adressait, le médecin ordinaire reconnaissait bien la nécessité de changer les drains et de faire de nouvelles incisions, mais il ajoutait qu'il n'osait plus agir, de peur de blesser les nerfs et les vaisseaux de la main.

A la vérité, tant d'incisions avaient déjà été faites, qu'il n'y avait plus guère de chances d'en pratiquer d'autres sans toucher aux arcades palmaires et aux principaux troncs nerveux à leur entrée dans la paume de la main.

Heureusement ces débridements n'étaient pas nécessaires, et je crus pouvoir, au moins ce jour-là, me dispenser même de changer les drains pour éviter plus sûrement de blesser, si légèrement que ce fût, les surfaces baignées par le pus septique.

Je me contentai de prescrire deux bains de deux heures de durée chacun, puis dans l'intervalle, l'enveloppement pur et simple de la main et du poignet dans des compresses de tarlatane imbibées d'eau phéniquée à 2 0/0 et recouvertes d'ouate et de taffetas gommé.

Pour bien juger des effets de ce traitement si simple, je ne fis aucune prescription interne et laissai la malade régler elle-même son régime.

Par suite d'un malentendu, les bains ne furent pas administrés; on continua ce jour-là les cataplasmes émollients; aussi, à la visite du 21, nous ne constatâmes aucun changement appréciable. La température, qui était la veille au matin à 38,5, monta à 39° vers midi et à 40° le soir.

Le 21 au matin elle était à 38°. Mes ordres furent ce jour-là fidèlement exécutés; deux bains d'une heure et demie chacun furent administrés à midi et à

6 heures du soir. L'eau renfermait 1 0/0 d'acide
phénique, et cependant la malade n'accusa aucune
douleur. Les effets furent aussi prompts que décisifs.
Le thermomètre, qui la veille, à l'entrée de la nuit,
montait encore à plus de 40°, resta ce soir-là à 38°.
Voici le tableau de la température que je reproduis,
tant il est instructif :

Le 19 au soir, jour de l'entrée, 40,1
Le 20 au matin, 38,5 ; soir, 40,2
Le 21 — 38° — 38,8
Le 22 — 37,6 — 38,2
Le 23 — 37,6 — 38,4
Le 24 — 37° — 37,8
Le 25 — 37,4 — 37,8
Le 26 — 37,2 — 37,6
Le 27 — 37,2 — 37°
Le 28 — 37,6 — 37,2

A partir de ce moment, apyrexie complète, et
même, comme cela est si commun, période d'hypo-
thermie assez prolongée.

Le traitement adjuvant fut des plus simples ; je ne
pratiquai aucune incision et recommandai expres-
sément aux élèves, aux infirmiers, et à la malade
elle-même de s'abstenir de toute pression tant soit
peu forte pour faire sortir le pus, ces manœuvres
étant plus dangereuses qu'utiles dans la majorité
des cas.

Non seulement je n'eus pas besoin de renouveler
les drains, mais j'en supprimai même deux le qua-

trième jour. J'exécutai cette petite manœuvre pendant la durée du bain ; la main en fut retirée un
instant, puis aussitôt replongée. Le troisième jour
un purgatif fut administré. Le dixième jour on ne
donna plus qu'un bain. Celui-ci, considéré comme
inutile, fut supprimé le quinzième jour.

A cette époque, la malade demanda à rentrer chez
elle pour achever la guérison qui n'était plus dou-
touse. L'index était en voie d'ankylose rectiligne ; il
fut convenu avec la malade que si elle en était trop
gênée on lui en ferait l'ablation.

M. Verneuil fait suivre cette observation des
quelques remarques suivantes :

« Le tracé thermométrique donné plus haut n'indique pas seulement la marche de la fièvre septique,
il représente exactement les modifications survenues
dans l'état local et dans l'état général. En effet, pendant que la température tombait, la tuméfaction,
l'induration, la teinte livide de la main diminuaient
à vue d'œil comme si le pus en perdant ses propriétés
pyrogènes se dépouillait en même temps de ses qua-
lités phlogogènes.

« L'état général se restaurait parallèlement ; après
le purgatif, l'appétit renaissait, le visage reprenait
ses couleurs. Quelques grammes de quinquina et
un bon régime firent tous les frais du rétablis-
sement. »

Observation II. (1).

Plaie articulaire d'un doigt. Accidents graves simulant la pyohémie. Bains antiseptiques répétés. Amélioration prompte. Guérison.

Vermesch, garçon boucher, d'une constitution
vigoureuse, entre dans mon service le 7 avril 1878,
dans un état grave. Une quinzaine de jours aupa-
ravant, il s'est fait à la face dorsale de l'annulaire de
la main gauche, avec la pointe d'un crochet, une
petite blessure qui a probablement ouvert l'articulation de la première phalange avec la seconde. Peu
préoccupé de ce léger accident, il a continué son
travail pendant quelques jours, lorsque le 30 mars
il est pris de douleurs vives dans le doigt et de fièvre
intense précédée de frissons. Ces accidents, y com-
pris le frisson, continuent les jours suivants jusqu'à
l'entrée du blessé dans mon service.

A la visite du 8 au matin, voici quel était l'état
des choses : gonflement assez considérable de l'annulaire gauche; petite plaie à sa face dorsale au niveau
de la première articulation interphalangienne ;
suppuration orangée en ce point. La pression exercée
de la racine du doigt vers sa pointe fait sortir du
pus qui paraît provenir de la gaine du tendon extenseur.

(1) Même source que la précédente.

Les mouvements du doigt sont fort douloureux, ce qui indique clairement l'existence d'une arthrite traumatique; nulle trace de gonflement ni de rougeur dans le reste du membre; point de traînées lymphatiques; point d'adénopathie épitrochléenne, ni axillaire. Le malade ne peut remuer le membre inférieur gauche, et y accuse de la souffrance; on constate en effet à la partie supérieure, antérieure et externe de la jambe une tuméfaction superficielle, diffuse, large comme la paume de la main, avec rougeur de la peau et grande sensibilité au toucher. Toutefois l'articulation du genou semble respectée.

L'état général surtout est alarmant; la figure exprime la stupeur; la langue chargée d'un enduit épais est rouge à la pointe et sur les bords; soif vive; inappétence absolue; ballonnement du ventre; peau sèche; forte fièvre continue avec un ou deux frissons irréguliers par jour. La température qui, la veille au soir, avait approché de 40°, était encore ce matin même à 38,5. Depuis deux jours, par surcroit, s'est déclarée une toux sèche, très fréquente et très pénible, bien que sans pleurodynie. La percussion accuse de la matité à droite au niveau de la pointe de l'omoplate; mais l'auscultation ne confirme pas l'idée d'une lésion pleurale ou pulmonaire circonscrite; elle fait seulement entendre des ronchus humides ou sonores disséminés dans les deux poumons comme en cas de congestion généralisée.

Je fus, je l'avoue, assez embarrassé pour porter le diagnostic. Il n'y avait évidemment ni érysipèle, ni lymphangite; l'état général semblait trop grave, trop peu proportionné à l'étendue de la lésion initiale pour qu'on pût admettre une septicémie simple ; de sorte que m'appuyant sur l'intensité de la fièvre, les frissons répétés, l'aspect typhique, l'état des poumons et le phlegmon de la jambe, je diagnostiquai une pyohémie consécutive à une plaie articulaire.

A la vérité il manquait un signe bien important, puïsque seul il permet en certain cas de se prononcer absolument, je veux parler du tracé thermométrique ; aussi je recommandai de placer 4 fois par jour le thermomètre dans l'aisselle.

En attendant, et malgré la gravité apparente du pronostic, je fis les prescriptions appropriées à l'état.

Localement, je prescrivis, immédiatement, un bain antiseptique de deux heures au moins, à répéter avant la nuit dans un liquide contenant 1 0/0 d'acide phénique. Sur la tumeur du genou, une large onction avec l'onguent napolitain ; à l'intérieur, la potion de Todd et la limonade vineuse fortement acidulée avec le jus de citron. Le malade avait déjà, les jours passés, pris chez lui deux éméto-cathartiques. Je lui fis donc donner seulement un lavement purgatif assez énergique pour provoquer des selles. Je n'administrai point encore le sulfate de quinine à cause de l'enduit de la langue. En revanche je fis placer des ventouses sèches sur le côté de la poitrine pour combattre la congestion pulmonaire.

Les résultats de cette thérapeutique furent très prompts et très satisfaisants. La température, prise 3 fois dans la journée du 8, donne encore les chiffres suivants : 8 heures, 38,5 ; 3 heures, 38,9 ; 8 heures du soir, 38,8. Mais dès le lendemain la fièvre était tout à fait tombée.

Les jours suivants, le thermomètre oscille entre 36 et 37°.

	8 heures du matin.	11 heures.	3 heures.	8 heures du soir.
9.	37°	37°	37,6	37,8
10.	37°	37,4	37,2	38°
11.	36,8	37,2	»	37,4

Le 9. La suppuration orangée disparaît et le pus, d'ailleurs peu abondant, reprend ses caractères louables.

Le 10. L'appétit revient et les phénomènes thoracique cessent.

Le 11. Le phlegmon de la partie supérieure de la jambe se termine par un petit abcès sous-cutané qui s'ouvre spontanément ; on panse cette plaie ainsi que celle du doigt avec la mousseline imbibée d'eau phéniquée ; les bains antiseptiques sont supprimés.

Quelques jours plus tard le malade se lève et se promène ; il sort complètement guéri à la fin du mois.

Observation III (1).

Panaris gangréneux. Combinaison du bain antiseptique et de la
cautérisation au fer rouge. Guérison.

Je fus appelé, le 15 mai 1879 au matin, dans la
banlieue de Paris, pour une dame de 50 ans atteinte
depuis une douzaine de jours d'un panaris de l'index
droit. Cette affection, survenue à la suite d'une
piqûre insignifiante à la pulpe du doigt, était restée
quatre ou cinq jours limitée et bénigne, puis avait
pris soudainement une marche envahissante ; deux
incisions, un peu timides il est vrai, avaient été
pratiquées, l'une à la face palmaire, l'autre à la face
dorsale, au niveau de la seconde phalange ; mais
elles n'avaient rien produit, de sorte que le sphacele
occupait l'index presque tout entier en s'avançant
déjà de plusieurs centimètres sur la partie corres-
pondante de la main. Une tuméfaction livide avec
induration considérable avait envahi toute la région
métacarpienne et carpienne et s'étendait jusqu'à la
partie inférieure de l'avant-bras. La douleur au toucher était médiocre et limitée au trajet prolongé des
tendons extenseurs et fléchisseurs de l'index ; mais
les souffrances spontanées étaient vives et troublaient
le repos le jour et la nuit.

(1) Même source que les précédentes. Arch. générales de médecine, 1879, t. II, p. 159.

L'état général n'était pas trop mauvais ; la fièvre semblait modérée ; il y avait anorexie sans soif vive; le moral était bon ; la malade affirmait s'être toujours bien portée et n'avait souffert que de maux de tête assez violents. D'ordinaire elle mangeait fort peu et buvait abondamment à ses repas ; l'an dernier elle avait eu, sous l'influence d'un léger froissement de la face interne du genou, une éruption furonculeuse qui laissa des traces évidentes sous forme de cicatrices brunâtres éparses.

La marche envahissante, le peu de sensibilité au toucher, et l'absence de réaction inflammatoire franche me firent penser que nous avions affaire à une gangrène diabétique. Nous fîmes l'analyse de quelques gouttes d'urine que nous pûmes recueillir; elles étaient très chargées d'urate de soude, mais nous n'y trouvâmes pas de sucre. Comme il n'y avait nulle part de collection et comme je n'aime guère à inciser, quand même, avec le bistouri les tissus ainsi altérés, je prescrivis seulement le bain antiseptique réitéré et dans l'intervalle l'élévation de la main et de l'avant-bras enveloppés de compresses de mousseline imbibée d'eau pheniquée.

Le bain devait renfermer 1 0/0 d'acide phénique et la solution pour les compresses devait être à 2 0/0.

J'avais d'autant plus volontiers prescrit ce mode de pansement que les pommades opiacées, l'onguent napolitain belladoné et les cataplasmes émollients, loin de soulager, semblait accroître considérablement les douleurs et que la malade affirmait être mieux quand il n'y avait aucune application sur son bras. Les cataplasmes surtout lui semblaient horriblement lourds.

Je prescrivis en même temps l'eau de Vichy, le lait, la potion de Todd, une légère alimentation si la chose était possible et enfin un purgatif salin pour remédier à la constipation.

Le lendemain matin, les médecins ordinaires trouvèrent l'état plus mauvais ; la nuit avait été très cruelle et l'on en découvrit la cause. Au niveau de la face dorsale du deuxième métacarpien, la peau était manifestement soulevée par une collection fluctuante récemment formée. Un coup de bistouri donna issue à une cuillerée de pus ; une autre incision parallèle fut pratiquée à la face palmaire, moitié dans l'eschare, moitié dans les parties vivantes ; elle ne fournit pas grand'chose.

Ces insisions amenèrent un soulagement qui ne fut que momentané ; le soir même les souffrances reparaissaient.

Je vois la patiente le lendemain 17, à 4 heures du soir, et constatai les progrès du mal ; la tuméfaction de la main, des doigts et du poignet s'était accrue, les tissus étaient durs comme du bois ; un œdème considérable, indolent, mais également très ferme et comparable à celui qu'on observe dans la pustule maligne, avait envahi tout l'avant-bras et le bras jusqu'à l'aisselle ; la fièvre était vive, le facies fatigué, la langue sèche et comme vernissée à son centre. Je portai un pronostic fort grave. Toutefois il est bon de dire que les prescriptions de l'avant-veille n'avaient pas été rigoureusement suivies. N'attachant pas autant d'importance que moi aux bains antiseptiques, mes confrères n'avaient pas insisté sur leur emploi, de sorte que dans les soixante heures écoulées depuis ma première visite, à peine le membre malade avait-il été immergé six ou sept heures.

Quoi qu'il en soit, je jugeai nécessaire de pratiquer des debridements et surtout de faire une révulsion locale énergique. Je m'étais muni dans ce but de mon thermo-cautère ; la malade étant endormie, je commençai à diviser largement les eschares pour empêcher le pus de séjourner au-dessous d'elles ; puis, je pratiquai successivement à la face dorsale de la main trois incisions parallèles, longues de cinq centimètres et intéressant toute l'épaisseur de la peau ; à la face palmaire, trois incisions plus courtes au niveau des articulations métacarpo-phalangiennes des doigts médius, annulaire et auriculaire ; sur les côtés et sur la face dorsale du poignet, quatre incisions de trois centimètres ne franchissant pas les limites de la face profonde du derme. En avant, au contraire, en raison de la tuméfaction et de la résistance que je percevais au niveau de la gaine commune des tendons fléchisseurs, je pénétrai profondément jusque dans la séreuse par une incision de quatre centimètres de long, parallèle à l'axe de l'avant-bras et occupant le milieu de la face antérieure du poignet. Cette incision était indispensable, car déjà il existait du pus dans la cavité tendineuse et nous avions là tous les éléments d'un phlegmon diffus profond, redoutable.

A la partie de la paume de la main occupée par les arcades palmaires, je ne fis point d'incision, mais seulement des pointes de feu pénétrant assez loin pour créer des voies à l'écoulement du pus infiltré profondément ; je fis notamment trois de ces ponctions dans le premier espace interosseux.

Incisions et ponctions, faites lentement dans ces parties tuméfiées avec le thermo-cautère chauffé au rouge-sombre, donnèrent à peine quelques gouttes de sang, mais en revanche livrèrent en plusieurs points issue à du pus. Je n'insistai point pour extraire tout ce liquide et m'abstins de toute pression et manipulation des parties enflammées. Je me contentai de laver sommairement les parties souillées de sang et d'humeur, puis je fis plonger le bras dans le bain antiseptique phéniqué à 2 0/0.

L'opération avait été faite avec l'aide du chloroformé, elle avait duré près de vingt minutes.

Au réveil, les douleurs étaient modérées ; mais au bout d'une demi-heure, loin de se calmer, elles s'accrurent, de sorte que nous ajoutâmes de l'eau de façon à réduire de moitié la dose d'acide phénique. L'immersion dura seulement une heure et demie, mais elle fut reprise à dix heures du soir et continuée jusqu'à près de minuit. Dans l'intervalle, pansement simple à l'eau phéniquée.

Les effets de cette opération et de ce mode de traitement ne se firent pas attendre, les douleurs cessèrent, et la malade dormit presque toute la nuit.

Le lendemain matin, amélioration considérable, aussi bien dans l'état général que dans l'état local; le gonflement avait diminué d'un quart au moins; la rougeur était également moins intense, moins livide surtout; l'œdème du bras et de l'avant-bras était moins dur.

La température ne fut pas prise au thermomètre, mais elle était certainement diminuée d'une manière notable.

Je revins quarante-huit heures après mon opération et trouvai les choses dans le meilleur état. Il ne restait que deux points suspects, gonflés, tendus et douloureux au toucher, au niveau de l'extrémité inférieure du radius et du cubitus. Je songeai à les inciser, mais la malade me pria d'attendre. J'y consentis et n'eus pas à m'en repentir, car le lendemain les signes d'inflammation locale avaient disparu; le pus s'était écoulé dans la gaine synoviale commune que j'avais largement ouverte.

A partir de ce moment, la cure ne fut plus douteuse. Le gonflement de la main se dissipa avec une grande rapidité; l'empâtement de l'avant-bras et du bras résistèrent plus longtemps; les plaies si longues, si profondes le premier jour, se réduisirent de plus de moitié et se remplirent vite de beaux bourgeons charnus. L'eschare se détacha un peu plus lentement, mais au bout de douze jours néanmoins on put d'un coup de ciseaux détacher les parties mortifiées qui comprenaient seulement les deux phalanges terminales de l'index et tous les téguments de la face palmaire correspondant à la première phalange.

Cette petite opération a fourni la preuve de l'utilité des bains antiseptiques dans les cas de ce genre.

Les choses allaient si bien à ce moment que depuis deux jours le bain avait été supprimé et qu'on s'était contenté du pansement phéniqué simple. Or, trois ou quatre heures après la section de quelques débris fibreux qui maintenaient les parties sphacélées, section faite aux ciseaux, la fièvre s'allumait, les douleurs revenaient dans l'avant-bras avec rougeur et tuméfaction, à ce point qu'on m'envoyait chercher en toute hâte. Je ne pus venir que quarante-huit heures après la petite opération, et lorsque l'orage était presque tout à fait calmé. Mais je reconnus aisément, par le récit qui me fut fait, une de ces inoculations subites qui succèdent à la blessure des foyers septiques quand on ne prend pas les précautions nécessaires.

OBSERVATION IV (personnelle).

Ecrasement d'un doigt. Phlegmon de la main. Guérison.

Le nommé G..., âgé de 25 ans, charron, d'une constitution assez forte, entre le 13 novembre 1882 à l'hôpital la Charité, dans le service de M. le professeur Gosselin, alors suppléé par M. Berger, salle Sainte-Vierge, lit n° 26.

La veille au soir il a eu l'extrémité inférieure du médius de la main droite écrasé dans un engrenage. Il se rendit chez un pharmacien qui lui enleva son ongle aux deux tiers détaché, et qui lui fit un pansement avec des bandelettes de diachylon. Rentré chez lui, il se coucha et passa une mauvaise nuit. Il eut de la fièvre, et le peu de sommeil qu'il eut fut troublé par des cauchemars. Le lendemain matin il se présentait à l'hôpital où on le reçut. On lui fit immédiatement un pansement avec des compresses d'eau phéniquée, la main était déjà très notablement œdématiée.

Le 14, la plaie présentait un mauvais aspect; le gonflement remontait au-dessus du poignet; de plus le malade se plaignait de douleurs vives dans tout le bras. On continue l'application des compresses d'eau phéniquée.

Le 15. L'état local s'est encore aggravé; les ganglions épitrochléens et axillaires sont tuméfiés, on voit une large traînée de lymphangite sur la face antérieure de l'avant-bras. Le coude est très douloureux à la pression; la température est très élevée, elle atteint le soir 40,8; la langue devient très sèche dans la journée; l'appétit est nul, le sommeil aussi.

Le 16, au matin. En présence de ces symptômes locaux et généraux graves, M. Berger prescrivit de plonger la main et tout l'avant-bras dans un bain antiseptique contenant 1 à 1,5 pour 100 d'acide phénique. La durée du bain a été de trois heures le matin et trois heures le soir. La température ce jour-là a été de 40,2 le matin et 40,6 le soir.

Le 17. Les douleurs ont cessé, le malade a pu reposer un peu pendant la nuit; mais on constate la présence d'un phlegmon de la paume de la main. La fluctuation est des plus nette. M. Berger se décida à y faire immédiatement deux incisions, l'une sur le bord cubital, l'autre à la partie inférieure et externe du second métacarpien. Il réunit ces deux incisions par un drain. Les bains antiseptiques furent continués. Pendant leur intervalle, on recouvrait toute la main avec un pansement phéniqué.

Température : matin, 39°,2; soir. 40°.

Le 18. L'avant-bras est entièrement dégonflé; le malade se sent mieux; l'appétit et le sommeil sont revenus.

Température : matin, 39°; soir, 39,2.

Le 19. Le mieux s'accentue de plus en plus; la plaie et les incisions ont un excellent aspect, la main est moins empâtée.

Température : matin, 37°,4; soir, 39°,2.

Le 20. La guérison ne fait plus aucun doute et les complications que l'on pouvait craindre de voir survenir ces jours derniers ne sont plus du tout à redouter.

Température : matin, 37°,2; soir, 37°,4.

Le 21. Température : matin, 37°; soir, 37°,6.

Le 22. Température : matin, 37°; soir, 37°,4.

Le drain fut retiré au bout de dix-huit jours; quelques jours après, on supprime les bains antiseptiques et aujourd'hui, 12 décembre, le malade peut être considéré comme guéri définitivement.

Ecrasement de la main. Début du phlegmon diffus. Guérison.

Le 22 novembre 1882, entrait à l'hôpital la Charité, salle Sainte-Vierge, n° 41, dans le service de M. le professeur Gosselin, alors suppléé par M. Berger, un nommé G..., charretier, âgé de 38 ans; cet homme paraît jouir habituellement d'une excellente santé.

Il conduisait un camion chargé quand, faisant un faux pas, il tomba sur la chaussée et la roue de sa voiture lui passa sur le milieu de la main. Transporté chez un pharmacien, on lui fit un pansement à l'eau phéniquée et une compression légère. Ce pansement ne fut défait que le lendemain matin 23 novembre, à l'heure de la visite; voici du reste ce que l'on observa :

Les téguments de la paume de la main sont complétement coupés; le cinquième métacarpien est fracturé vers sa partie moyenne; la plaie s'étend sur la face dorsale jusque vers le troisième métacarpien, et se réunit sans interruption avec la plaie de la face palmaire en contournant le bord cubital de la main Les bords de la plaie sont déchiquetés et écartés l'un de l'autre au point qu'on peut facilement mettre son

doigt entre eux. De plus, cette plaie contuse, an-
fractueuse, présente un aspect gangréneux des plus
prononcé. Il y a un emphysème notable de l'avant-
bras, emphysème remontant presque jusqu'au pli
du coude. En pressant de haut en bas, on fait sortir
par la plaie un mélange de gaz et de pus sangui-
nolent. Les ganglions épitrochléens et axillaires ne
sont pas engorgés. Il n'y a pas trace d'inflammation
sur le trajet des lymphatiques. Le malade n'a pas
eu de frisson, mais il se plaint de douleurs et d'é-
lancements dans tout le bras.

L'état général est satisfaisant, la langue n'est pas
sèche, le facies est bon, l'appétit quoique diminué
n'est pas supprimé ; le malade, s'il a peu dormi, a
du moins été calme et s'est reposé.

Malgré cela, l'état local était si alarmant que l'on
prescrivit immédiatement un bain antiseptique. La
main et l'avant-bras restèrent dans l'eau phéniquée
au 1/100 jusqu'à 7 heures du soir, heure à laquelle
on lui fit pour la nuit un pansement phéniqué. Ce
jour-là même, la température ne monta qu'à 38°,4
le soir. Le lendemain, 24 novembre et les jours suivants, l'aspect de la blessure changea complètement,
et cela peu à peu. L'emphysème disparut, les bords
de la plaie se rapprochèrent progressivement ; et
aujourd'hui 15 novembre, on peut cesser les bains
sans crainte de voir surgir une complication de
quelque nature que ce soit. Les doigts ont conservé
leurs mouvements ; il n'y a plus qu'à obtenir la con-
solidation du cinquième métacarpien fracturé. Voici

du resté le tableau de la température qui indique avec quelle rapidité les bains antiseptiques firent disparaître les phénomènes d'inflammation :

24 novembre				soir	38°,4
25	—	matin	38°	—	38°,6
26	—	—	37°,8	—	38°
27	—	—	37°,2	—	37°,8
28	—	—	37°,4	—	37°,6

Depuis le 28, la température resta toujours normale.

Nous devons encore à la gracieuse obligeance de M. Verneuil de pouvoir ajouter l'observation suivante que nous avons prise dans son service.

Nous devons dire d'abord que, dans ces cas, l'administration des bains antiseptiques ne doit pas être érigée en règle ; et que, si M. le professeur Verneuil les a employés, c'était simplement pour montrer quels services cette médication peut rendre lorsqu'on a affaire à des gens pusillamines qui s'effraient à la seule vue d'un bistouri. La guérison, dans ces cas, se fera probablement attendre quelques jours de plus, mais comme on l'obtiendra certainement, sans accidents, on pourra contenter son client sans pour cela manquer à son devoir de médecin.

Le nommé S..., âgé de 46 ans, riveur à la compagnie d'Orléans, est blessé au dos de la main, le 29 novembre 1882, par un éclat de fer.

Il entre dans le service de M. Verneuil, à l'hôpital de la Pitié. Là on constate que le tendon extenseur du médius est coupé. On lui en fait la suture. Le malade étant pressé de quitter l'hôpital, on le met dans un appareil ouaté. Ce pansement a été enlevé une première fois au bout de trois jours. Un second pansement est gardé cinq jours, le troisième neuf jours.

En défaisant ce dernier, on s'aperçoit que l'avant-bras est le siège d'une lymphangite. De plus, il s'est formé un abcès sous-cutané au tiers supérieur de l'avant-bras.

Ces accidents déterminent la rentrée du sieur S... à l'hôpital, salle Michon, dans le service de M. Verneuil. Au lieu d'inciser l'abcès, on ordonna deux bains antiseptiques d'une heure, l'un le matin, l'autre le soir. Au sortir de chacun de ces bains, on a fait de légères pressions de haut en bas sur l'avant-bras. L'abcès s'est vidé par la plaie de la région dorsale de la main. Après chaque bain, on appliquait un pansement ouaté.

Aujourd'hui 27 décembre 1881, l'abcès est vide, les deux tiers supérieurs du trajet sont recollés. Il ne reste plus qu'une légère induration, et la plaie du dos de la main suppure à peine. On ne fait plus sortir que quelques gouttes de pus en pressant sur le tiers inférieur du trajet, qui est en bonne voie de recollement.

Le malade se lève, et la guérison prochaine et définitive est assurée.

CHAPITRE V.

CONCLUSIONS.

Les observations précédentes montrent que :

1° Le bain antiseptique prolongé rendra souvent d'immenses services dans les affections chirurgicales du membre supérieur, et cela dans des circonstances où l'on avait souvent coutume de porter un pronostic très grave.

2° Qu'il suffira la plupart du temps de l'employer pour empêcher le développement de la fièvre traumatique, et pour faire disparaître les phénomènes douloureux.

3° Que lorsqu'on aura affaire à des symptômes de septicémie aiguë ou chronique, on pourra souvent les arrêter, et guérir son blessé en lui conservant non seulement un membre, mais encore ses fonctions, en ayant recours à ce mode de traitement.

1° Il résulte encore d'observations publiées par M. Verneuil (1), que je n'ai pas rapportées dans ce travail, qu'il est aussi d'un usage excellent dans des cas d'opérations pratiquées sur des foyers mor-

(1) Archives générales de médecine 1879; vol. II, 7ᵉ série, t. IV, p. 17 et 151.

bides anciens au récents, lorsqu'ils sont imprégnés de substances purulentes ou putrides.

5° Il ne faut pas oublier non plus que, pour obtenir des bains prolongés tous les effets désirables, l'on doit veiller attentivement à ce que toutes les surfaces de la plaie soient en contact avec le liquide antiseptique. Il ne faut donc pas hésiter à faire les incisions nécessaires pour remplir cette condition.

Enfin, quand on aura réussi à empêcher le développement des accidents, quand la plaie sera en bonne voie de cicatrisation, quand la douleur aura disparu, on remplacera avec avantage les bains prolongés par un pansement antiseptique plus simple. Qu'on emploie l'acide phénique, le chloral, la ouate antiseptique, etc., on n'aura pour ainsi dire plus à s'occuper de son malade, dont la guérison se fera toute seule.

Paris. — A. PARENT, imp. de la Fac. de médec., rue M.-le-Prince, 31.
A. DAVY, successeur.

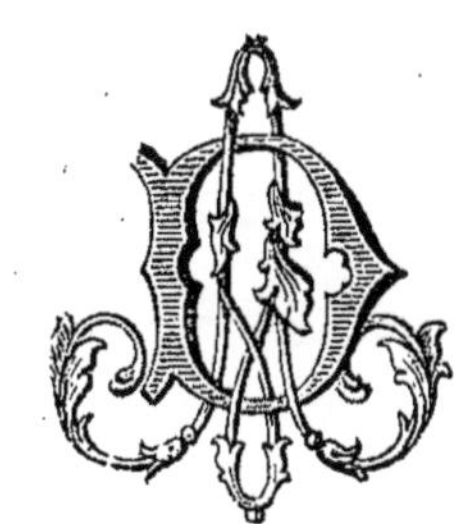